TRAITEMENT

DES

TUMEURS

PAR LA MÉTHODE DÉSAGRÉGATIVE

DU

Docteur RABEJAC

SPÉCIALISTE

7, RUE DUPUYTREN, A PARIS

(Près de l'École de Médecine)

Consultations tous les Jours de 2 à 3 heures.

TRAITEMENT DES TUMEURS

PAR

LA MÉTHODE DÉSAGRÉGATIVE

Du Docteur RABEJAC, Spécialiste

QUELQUES MOTS AU LECTEUR

La répugnance invincible qu'éprouvent certains malades à se livrer aux mains du chirurgien a de tout temps stimulé les hommes versés dans l'art de guérir, dans la recherche et l'étude des moyens propres à éviter les opérations. La plupart des praticiens qui se sont occupés de cette intéressante question se sont avoués vaincus, faute de persévérance dans leurs recherches.

M'inspirant quelquefois des travaux de mes devanciers, profitant de leurs sages avis, expérimentant toujours pour arriver à la recherche d'un moyen propre à combattre les maladies qui font l'objet de ce travail, sans avoir recours à l'instrument tranchant, je dois dire que ce n'est que par une ténacité peu commune que je suis arrivé à découvrir une méthode rationnelle et certaine, capable d'amener la guérison.

Ma méthode désagrégative a pour but de guérir sans opération : les tumeurs cancéreuses, les loupes, les kystes, les glandes, l'hydrocèle et les tumeurs de toute nature. Les remèdes que j'emploie ont la propriété de pénétrer les tissus morbides et de les modifier de façon à rendre leur vie incompatible avec celle des tissus voisins. Si un germe de mauvaise nature se développe sur un organe, il importe de le désagréger et de le séparer de cet organe pour laisser à celui-ci la facilité de se régénérer et de vivre commodément sans que rien puisse le troubler dans ses fonctions habituelles. Voilà

le but que se propose ma méthode avec laquelle je supprime
le mal en évitant l'opération.

Je ne veux nullement blâmer les malades qui se font opé-
rer; loin de moi cette intention; mais si vous avez une répugnance insurmontable pour l'opération qu'on vous propose,
ne serez-vous pas content de rencontrer quelqu'un qui vous
évite une manœuvre chirurgicale qui vous effraie tant ?
Il est évident que l'opération atteint plus rapidement le but,
mais je vois tous les jours des malades atteints de tumeurs
qui préfèrent suivre un traitement long et ne jamais entendre
parler d'opération. Et outre cette répugnance invincible
qu'ont les malades pour s'y soumettre, l'opération n'offre-
t-elle pas quelquefois de réels dangers? Les inflammations,
les hémorrhagies, l'infection purulente et autres accidents ne
sont-ils pas toujours à redouter à la suite d'une manœuvre
chirurgicale? Avec ma méthode, je garantis que le malade
est toujours à l'abri d'accidents. La lenteur est le seul reproche
qu'on puisse lui adresser; mais ne vaut-il pas mieux gagner
lentement vers la guérison que d'y courir trop vite et de
s'exposer à rester en chemin?

Du reste, les nombreux témoignages d'estime que j'ai reçus
de mes malades m'encouragent à persévérer dans la voie que
je me suis tracée depuis longtemps. Maintenant je vais passer
en revue les quelques maladies qui m'occupent spécialement,
donner une description très succincte de chacune d'elles, je
ferai ensuite part aux lecteurs d'un certain nombre
d'attestations de guérison qui m'ont été offertes par les
malades eux-mêmes. Que ces clients reconnaissants reçoivent
ici mes meilleurs remerciements, car ils m'auront aidé à
atteindre le but que je me propose d'obtenir : Prouver que
ma méthode guérit réellement et qu'elle peut prendre place
aujourd'hui à côté des méthodes opératoires les plus en vogue
et les mieux appréciées.

LE CANCER

Le cancer débute, en général, par l'apparition d'une tumeur petite, dure, circonscrite, arrondie ou ovalaire, mobile, c'est-à-dire sans adhérence avec les parties voisines, sans altération et sans adhérences de la peau qui la recouvre, indolente ou peu douloureuse, sans réaction fâcheuse pour la santé. A cette période de début, il n'est pas de malade qui, soumis à un traitement rationnel, ne guérisse d'une façon complète. Mais il est malheureusement rare de voir les personnes atteintes de cancer se préoccuper de leur état au commencement de la maladie. La plupart laissent ces indurations augmenter de volume et gagner de proche en proche les tissus voisins, et ce n'est malheureusement que lorsque la tumeur a envahi quelquefois un grand espace qu'ils se disposent à accepter nos soins.

Les progrès du cancer sont incessants. Les personnes qui en sont atteintes y ressentent des douleurs vives, aiguës, ou bien une sensation de piqûre, de tension, de brûlure, de déchirement, de morsure, le plus souvent des douleurs lancinantes; ce symptôme présente, du reste, de nombreuses variétés, selon les individus. Chez les uns, les douleurs sont très fortes; chez les autres, elles sont à peine marquées.

A une époque plus avancée de la maladie, les ganglions voisins de la tumeur qui reçoivent des vaisseaux de celle-ci s'engorgent et finissent par se confondre avec la tumeur primitive pour en augmenter le volume d'une façon quelquefois considérable. A partir de ce moment, la santé générale s'altère, et heureux ceux qui, justement soucieux de leur santé, ne restent pas trop longtemps à ce stade de la maladie sans avoir recours aux soins d'un spécialiste. Le cancer, arrivé à un certain degré de développement, se termine souvent par une ulcération qui laisse suinter, en augmentant toujours en étendue, une humeur sanieuse et fétide; alors, le malade devient un objet repoussant pour lui-même, constamment obligé de se livrer à des soins de propreté; ce n'est qu'à grand'peine qu'il arrive à chasser cette mauvaise odeur dont il est devenu le foyer.

Il existe plusieurs variétés de cancer : le squirrhe, l'encéphaloïde, le colloïde, le mélané; les deux premières variétés sont les plus fréquentes. Tous les organes du corps humain peuvent être le siège du cancer; toutefois, le processus morbide affecte de préférence certains organes. Chez les femmes, par exemple, les cancers du sein et de la matrice sont très fréquents; après ces organes, viennent le rectum, l'estomac, le foie, les ganglions, qui sont aussi très souvent le siège de l'affection cancéreuse.

CURABILITÉ DU CANCER

Le cancer est-il curable? Autrefois, quand on traitait cette question, elle était résolue par la négative ; mais aujourd'hui, grâce aux progrès incessants de la science, il est permis de répondre affirmativement; oui, le cancer est curable, toutefois, à la condition que le malade n'attende pas, pour nous demander nos soins, que le mal se soit implanté sur d'autres organes que celui sur lequel il a pris naissance. Et pourquoi ne guérirait-on pas le cancer? N'est-on pas parvenu à trouver le remède de la syphilis constitutionnelle ? N'a-t-on pas découvert que la quinine est le spécifique de la fièvre intermittente? Ces deux maladies sont de celles qui infectent l'économie tout entière, et pourtant on est arrivé, par une médication appropriée, à modifier la masse du sang et à rendre à celui-ci un degré de pureté relativement satisfaisant, même dans les cas les plus graves. Il est évident, pour tout le monde bien pensant, que l'on obtient par une médication bien ordonnée un résultat d'autant meilleur que cette médication a été employée le plus près du début de la maladie. Nous ne saurions trop recommander aux malades atteints de tumeurs, qu'elles soient cancéreuses ou de toute autre nature, de s'en débarrasser de bonne heure, s'ils veulent obtenir une guérison parfaite. Dans ce cas, nous garantissons un résultat complet par notre méthode, qui nous a réussi souvent dans les cas les plus graves, les plus désespérés.

CAUSES DU CANCER

Je dirai d'abord, pour ne pas tromper l'attente du lecteur, que la cause immédiate du cancer, que la force qui préside à la formation du tissu cancéreux est ignorée. Mais bien des circonstances peuvent en favoriser le développement. L'âge est une des circonstances qui ont le plus d'influence sur la production du cancer. L'âge de maturité est celui qui est le plus propre à ses manifestations; vient ensuite la vieillesse, puis l'âge adulte, puis l'enfance; non seulement l'âge influe sur la production du cancer, mais encore sur la variété produite; c'est ainsi que chez les enfants on n'observe guère que l'encéphaloïde, tandis que, chez les vieillards, on observe à peu près aussi souvent le squirrhe que l'encéphaloïde. Le sexe est considéré comme ayant une grande part dans le développement du cancer; mais il a plutôt de l'influence sur les organes qu'il affecte que sur la masse générale des individus atteints. Ainsi, la femme est moins sujette au cancer de l'estomac et du foie; elle est, au contraire, plus exposée au cancer du sein et de la matrice.

Le TEMPÉRAMENT BILIEUX est celui qui prédispose le plus au genre d'affection qui nous occupe. Les AFFECTIONS MORALES TRISTES ont le fâcheux privilège de favoriser le développement du cancer, et particulièrement celui de l'estomac; tous les auteurs sont à peu près d'accord sur ce point. Les VIOLENCES EXTÉRIEURES ont une influence quelquefois sur le développement du tissu cancéreux, surtout lorsqu'il existe déjà une prédisposition héréditaire. Ces violences ont souvent activé une cause qui agissait auparavant d'une manière peu énergique ou l'ont réveillée alors qu'elle n'agissait presque plus. C'est ainsi que j'ai vu beaucoup de femmes attribuer avec quelque raison le développement d'un cancer du sein à un coup ou à un traumatisme quelconque. La CONTAGION du cancer n'existe pas. Le fait est démenti par des expériences faites sur des animaux. D'ailleurs, que d'hommes qui cohabitent impunément pendant des années avec des femmes affectées de cancers de l'utérus, sans pour cela contracter la maladie !!!

TRAITEMENT DU CANCER

Les symptômes du cancer, depuis son début, se manifestant par une petite induration jusqu'à sa période la plus avancée, sont suffisamment indiqués dans les quelques lignes qui précèdent pour que le lecteur soit éclairé sur les manifestations de cette terrible maladie. Je vais maintenant dire quelques mots du traitement.

Le traitement du cancer se divise en deux parties bien distinctes : 1° les dépuratifs, qui ont pour effet de diminuer l'action intérieure de la maladie, lorsque celle-ci est passée dans le sang, et l'empêcher de se reproduire ou de s'étendre, en purifiant la masse sanguine ; 2° les topiques divers, qui s'appliquent extérieurement sur le mal, le dessèchent en pénétrant la profondeur de ses fibres et le désagrègent insensiblement pour le séparer entièrement des tissus sains qui l'environnent.

Cette méthode, que nous appelons désagrégative, a pour avantage de ne jamais amener de désordres dans l'économie générale, et de permettre aux malades qui suivent nos traitements de vaquer à leurs occupations ordinaires. Elle est conseillée aujourd'hui par tous les médecins aux malades qui ont surtout horreur de l'instrument tranchant. Avec cette méthode, du reste, pas d'accidents à craindre, pas d'hémorrhagie, pas d'infection purulente, pas de fièvre et désagrégation certaine du mal, pour ainsi dire, à l'insu du malade.

CANCER DU SEIN ET DE LA MATRICE

De tous les organes affectés de cancer, le sein, chez la femme, est sans contredit celui qui en est le plus souvent le siège, soit qu'une cause extérieure, telle qu'une chute, un coup, vienne donner le signal de la maladie, soit que le cancer choisisse de lui-même cet organe pour y porter ses ravages ; la tumeur trouve dans ce milieu des éléments d'extension et d'envahissement vraiment extraordinaires. La tumeur, là comme ailleurs, commence par une induration de petite dimension ; elle présente d'abord le volume d'une noisette, quand la malade s'en aperçoit ; plus tard, elle grossit, et quelquefois en peu de temps, pour envahir le sein tout entier. Non content de s'emparer de tout l'organe, le cancer, quand il est négligé, s'étend aux ganglions du creux de l'aisselle et envahit quelquefois même l'articulation de l'épaule. Arrivé à ce degré, le cancer du sein est à son summum d'intensité. Autant il est facile d'en triompher lorsqu'il n'atteint que le sein, autant il est au-dessus des ressources de l'art quand on laisse à la matière dite cancéreuse le temps de s'infiltrer dans les tissus voisins. Le cancer, quelquefois, au lieu de s'étendre au voisinage, semble prendre à tâche de désorganiser complètement l'organe sur lequel il s'est implanté. C'est ainsi que j'ai vu des seins entiers remplis de matière cancéreuse se gonfler et s'ouvrir même naturellement pour donner issue à du sang ou à une matière sanieuse d'une odeur quelquefois repoussante. Il est difficile de supposer qu'une petite tumeur grosse comme une noisette puisse s'étendre ainsi et envahir ensuite un organe tout entier. C'est pourtant toujours ainsi que cette terrible maladie débute. A cette période, et quand le sein seul est pris, le cancer est curable ; mais attendre qu'il fasse des ravages dans l'organisme, c'est courir à une mort certaine.

Le cancer de la matrice, presque aussi fréquent que le cancer du sein, donne lieu à un écoulement de sang mêlé de pus fétide. Il y a des douleurs dans le bas-ventre, qui deviennent parfois intolérables. Je ne m'étendrai pas plus longuement sur ce sujet ; le cancer de la matrice présente, du reste, les mêmes caractères que celui des autres organes. Il est généralement placé sur le col, et par conséquent facile à atteindre, quand toutefois le malade ne lui laisse pas le temps de s'étendre au corps de l'organe.

LOUPES OU LIPOMES.

On doit comprendre sous ce nom un développement anormal et circonscrit, en forme de tumeur, du tissu cellulo-adipeux. Ce n'est que par son volume, par la gêne qu'il cause que le lipôme attire l'attention des personnes qui le portent, c'est-à-dire que c'est une maladie indolente. La sensation qu'il offre au toucher est tout à fait semblable, dans la plupart des cas, à celle que fait éprouver le sein, et, pour des raisons que l'on comprend facilement, il est souple sans offrir ni de la résistance, ni de l'empâtement. Son poids, comparé à son volume, est peu considérable, et, pour peu que son volume soit marqué, ce caractère ne manque pas de fixer l'attention du chirurgien. La peau qui le recouvre n'a pas éprouvé d'altération, et, alors même que le lipôme a acquis un grand développement, le tégument ne paraît ni distendu, ni altéré dans son épaisseur ou sa structure. Si l'on en croit la presque totalité [des auteurs, le Lipôme, en se développant, pourrait se changer de structure pour revêtir celle que l'on a attribuée au stéatôme. L'accroissement du lipôme se fait d'une manière lente et graduelle; cependant, on la vu, dans quelques circonstances, suspendre presque complètement sa marche, puis la reprendre tout à coup avec activité. Les caractères du lipôme, son développement, l'intégrité de la santé générale, sont des éléments suffisants pour permettre de diagnostiquer ce genre de tumeur.

Le lipôme prend naissance toujours, ou presque toujours, dans les endroits charnus et entourés de tissu adipeux. Nous en avons vu beaucoup sur l'épaule, le cou et le dos, la cuisse, la fesse. Si le lipôme est une tumeur bénigne par elle-même, on doit se demander si elle ne peut pas, par la suite, dégénérer en cancer; cette question a été controversée, et, quant à nous, nous la résolvons par l'affirmative, ayant eu l'occasion d'en voir plusieurs exemples dans notre pratique

Le lipôme ne présente pas de gravité par lui-même, en tant que lipôme, c'est-à-dire lorsqu'il ne dégénère pas en une tumeur de mauvaise nature. Mais nous engageons toujours les personnes qui en sont porteurs de s'en débarrasser par notre procédé, pour éviter des difformités toujours désagréables, surtout lorsque ces difformités sont devenues par trop apparentes. Pour donner une idée du volume que peut atteindre le lipôme, je dirai que M. Gensoul a opéré un jeune homme d'un lipôme qui, s'insérant sur la partie inférieure des lombes et le sacrum, descendait, sous forme de sac, jusqu'au jarret. Le malade était renversé en arrière par le poids de cet énorme appendice. M. Gerdy a enlevé un lipôme de la cuisse, plus gros que deux têtes. Il a été moulé et déposé au Musée anatomo-pathologique de la Faculté de Paris. On en a vu qui pesaient 22 kilogrammes et même plus. Ces faits sont évidemment rares, et nous citons ces deux cas comme étant les plus remarquables qu'ait à enregistrer la science médicale.

KYSTES.

Les kystes sont des tumeurs formées par le développement de poches membraneuses renfermant des substances très variées.

La cavité des kystes est tantôt unique et tantôt multiple, soit que des cloisons complètes ou incomplètes la divisent en plusieurs loges, soit que plusieurs loges soient accolées les unes aux autres. Les matières qu'on y rencontre diffèrent beaucoup entre elles : tantôt c'est une sérosité incolore, citrine et albumineuse; tantôt c'est un liquide verdâtre, trouble, mucilagineux, de mauvaise odeur, ou bien c'est du pus, du sang pur ou plus ou moins altéré, ayant la couleur du chocolat. Plus rarement on y trouve de la cholestérine pure ou mêlée à des substances albumineuses, ou bien des concrétions fibrineuses, cartilagineuses, osseuses, divers corps étrangers, des poils, des dents, etc.

GLANDES OU ENGORGEMENTS GANGLIONNAIRES.

Les engorgements ganglionnaires ne sont jamais une maladie essentielle. Ils sont le plus souvent un symptôme d'une maladie bien commune : la scrofule, dont ils constituent un signe pathognomonique. Les glandes paraissent le plus souvent au cou et dans les environs de la mâchoire, plus rarement dans l'aine et au creux de l'aisselle. Ces ganglions engorgés sont durs, mobiles sous le doigt, augmentent très facilement de volume sous l'influence du froid, quelquefois ils restent indolents pendant un temps plus ou moins long pour acquérir dans l'espace de quelques heures un volume considérable. Livrés à eux-mêmes, ils deviennent le siège d'une inflammation très vive, qui va quelquefois jusqu'à la suppuration qui laisse toujours à sa suite une ou plusieurs cicatrices profondes.

HYDROCÈLE

On donne le nom d'hydrocèle à une tumeur formée par un amas de sérosité, soit dans le tissu cellulaire du scrotum, soit dans une des enveloppes du testicule ou du cordon des vaisseaux spermatiques. Dans le premier cas, c'est une sorte d'œdème du scrotum; dans le second, c'est l'hydrocèle par épanchement; cette dernière est la plus fréquente et constitue une tumeur arrondie, ovoïde et régulière, et peut atteindre un volume quelquefois très considérable. Dans cette hydrocèle on voit, par transparence, la flamme d'une bougie à travers le liquide et les parois du scrotum comprimé entre les doigts. Très fréquente dans les pays chauds, elle est plus rare dans les pays du Nord.

POLYPE

On appelle communément polype, des excroissances charnues, fongueuses, fibreuses, etc., qui peuvent se développer sur toutes les membranes muqueuses; on les observe plus fréquemment dans les fosses nasales et la matrice. Leur forme est arrondie en forme de poire; ils s'insèrent par un pédicule qui est plus ou moins large au niveau de son point d'implantation.

ATTESTATIONS DE GUÉRISONS

Hydrocèle.

Monsieur le Docteur,

C'est avec une grande reconnaissance que je vous remercie de ma parfaite guérison de l'hydrocèle que j'avais depuis 8 ans, et que j'avais fait ponctionner plusieurs fois à Amiens, sans obtenir guérison.

Grâce à votre traitement, j'ai pu être guéri radicalement sans opération. Il est vrai qu'il m'a fallu un peu de temps, mais je n'ai jamais perdu une heure de mon travail.

Le Docteur à qui je m'adresse ordinairement depuis 19 ans a été surpris que j'aie été guéri sans opération et aussi rapidement.

Je me mets à votre disposition pour les renseignements que vous pourrez me demander pour des personnes qui ne croiraient pas à ma guérison.

LEQUIEN,
44, rue Jules-Barni, Amiens.

Kyste sébacé.

Monsieur le Docteur,

Veuillez m'excuser si je ne vous ai pas rendu compte plus tôt de ma guérison complète d'un kyste sébacé au poignet, dont j'étais affligée depuis 12 ans, et dont je me croyais estropiée pour la vie. Après avoir consulté plusieurs médecins, et même suivi de grands traitements plus une opération, je ne pouvais plus me servir de ma main. Aussitôt que j'ai suivi votre traitement, je me suis trouvée soulagée et en moins de 3 mois j'étais radicalement guérie et sans opération.

Je vous remercie infiniment, M. le Docteur, et je puis prouver l'exacte vérité de la cure radicale que vous avez obtenue en un aussi bref délai. Veuillez, Monsieur le docteur, recevoir mes remerciements sincères et mon affection la plus profonde.

Femme DANGER,
Rue de Chaussy, 35, Sarcelles (Seine-et-Oise).

Tumeur polypiforme de l'aine.

Je soussignée certifie avoir été guérie radicalement, par les bons soins de Monsieur le Docteur Rabejac, d'une tumeur polypiforme de l'aine de la grosseur d'une orange qui m'occasionnait des souffrances intolérables.

Cette guérison complète a eu son résultat sans opération, ce qui me fait plaisir de lui adresser mes remerciements les plus mérités.

Soyez assuré, Monsieur le Docteur, que je ne saurais trop vous recommander pour les bons soins que vous m'avez prodigués.

Veuillez, je vous prie, agréer l'assurance de ma parfaite considération.

Femme LHOMME.
28, avenue Daumesnil, Paris.

Tumeur parotidienne.

Depuis 5 années j'étais atteinte d'une tumeur parotidienne au-dessous de l'oreille gauche, j'ai consulté des grands médecins de Paris et plusieurs en province, rien n'empêchait cette tumeur de prendre des proportions inquiétantes. Au moment où j'ai pris connaissance de Monsieur le Docteur Rabejac, spécialiste, elle atteignait la grosseur d'un gros œuf de poule; il me l'a traitée sans opération et aujourd'hui je suis parfaitement guérie.

C'est à titre de remerciement que je lui envoie cette présente attestation pour lui valoir au besoin.

Maria BOUDEMONT.
Fleury, canton de Chaumont-en-Vexin (Oise).

Carcinome.

Monsieur le Docteur,

D'après les traitements que j'ai reçus de vous et de la parfaite guérison que j'ai obtenue d'un carcinome au dos entre les deux omoplates, j'atteste et je certifie que je n'osais espérer unsemblable résultat et sans opération. Car je ne pouvais pas travailler ni même supporter mes habits sans douleur.

Agréez, Monsieur, mon entière reconnaissance et ma parfaite considération.

GIRARDIN, propriétaire.
32, rue de l'Hôtel-Dieu, Argenteuil (Seine-et-Oise).

Loupe sur la tête.

Je certifie avoir obtenu une parfaite guérison sans opération d'une loupe très grosse que j'avais sur la tête, en très peu de temps, sans laisser aucune trace, par le traitement du docteur Rabejac.

Mme LAMY-ORDAN.
Marchand-boucher, à Braisne (Aisne).

Loupe sur le front.

Monsieur le Docteur,

Vous m'excuserez du retard que j'ai mis à vous écrire après ma guérison, j'attendais de voir si cela ne reviendrait pas; mais la grosseur est complètement disparue, et c'est avec une vive reconnaissance que je vous remercie des bons soins que vous m'avez donnés. On ne voit plus trace de ma loupe qui était placée au milieu du front, avait le volume de la moitié d'un gros œuf, et tout le monde ici est émerveillé de ma guérison et surtout de voir qu'elle s'est effectuée sans opération; je vous autorise à faire connaître mon cas, si vous le jugez convenable.

Recevez mes plus sincères remerciements.

Charles PERRIN, cordonnier,
à l'asile des Billodes, à Locle (Suisse).

Loupe sur l'épaule.

Je soussigné, Santini, maréchal des logis de gendarmerie, certifie que ma femme était atteinte d'une loupe assez volumineuse sur l'épaule gauche, d'une grosseur de 30 centimètres de diamètre environ, laquelle a été traitée par M. Rabejac et guérie sans opération.

SANTINI.
La Montagne (Loire-Inférieure).

Carcinome.

Monsieur le Docteur,

Je suis très content d'avoir connu votre adresse, car depuis 25 ans j'avais une grosseur à la joue gauche que vous avez nommé carcinoine, ayant acquis le volume d'une noix, me gênant beaucoup dans les changements de temps et m'occasionnant de grands maux de tête. Depuis votre traitement, qui m'a débarrassé entièrement de ma tumeur, je n'éprouve aucune douleur et je ne saurai comment vous remercier des bons soins que vous m'avez donnés; je vous salue d'amitié.

Thomas, carrossier,
Rue Duméril, 12, Paris.

Loupe sur la tête.

Monsieur le docteur Rabejac,

Après un temps assez long depuis le traitement que vous m'avez fait suivre pour mon énorme loupe, je ne puis que vous exprimer mon contentement d'être débarrassé de cette affliction qui me gênait et me faisait souvent souffrir. Depuis vos applications, je n'ai plus ressenti aucune douleur, et ma plaie est parfaitement guérie et ne laisse aucune trace. Je vous autorise, monsieur le Docteur, à faire de cette lettre tel usage que bon vous semblera, et vous exprime encore une fois ma reconnaissance; d'une loupe grosse comme une orange, que tout le monde dans le pays a pu voir, il ne me reste absolument rien, et c'est à votre habileté que je le dois; aussi, si mon nom bien connu aux alentours, où les loupes ne sont pas rares, peut décider leurs propriétaires à se les faire guérir, je serai bien content d'être pour eux une preuve de votre réussite.

Recevez, Monsieur, avec mes remerciements, mes salutations respectueuses.

Constant Gaudet, jardinier,
à Ham (Somme).

Loupe sur le front.

Monsieur le Docteur,

Je continue votre traitement et j'en obtiens le résultat que j'en désirais. Je mets du taffetas anglais deux fois par jour, après avoir lavé à l'alcool; dans peu de jours, la guérison sera complète, et de ma loupe, grosse comme une demi-noix, il ne restera plus trace. Je vous remercie sincèrement de vos bons soins. Veuillez croire à toute ma reconnaissance.

Bourdeaux,
Capitaine au 74° de ligne, au camp de Châlons.

Excroissance sur le nez.

Monsieur le Docteur,

Le froid et la pousse de grosses dents m'ont fait différer l'application de votre traitement à ma petite fille, jusqu'au commencement de mai. Aujourd'hui, je puis vous dire que, conformément à vos assurances, nous avons complètement réussi à faire disparaître la petite excroissance qu'elle avait sur le nez.

Agréez, Monsieur, mes sincères remerciements.

Rogez,
Instituteur à Rebreuve, par Frévent (Pas-de-Calais).

Tumeur fibreuse.

Monsieur le Docteur,

Me trouvant en vacance auprès de ma sœur, elle m'engage à vous écrire, pour vous remercier de sa guérison; c'est avec plaisir que je le fais et croyez que nous recommanderons vos bons soins à toutes les personnes atteintes de tumeurs et qui nous demanderaient des renseignements.

Recevez mes plus sincères remerciements.

E. BIDARD,
Professeur, à Sillé-le-Guillaume (Sarthe).

Kyste de la région abdominale.

Monsieur le docteur Rabejac,

J'ai l'honneur, par la présente, de venir vous remercier et vous témoigner mon entière reconnaissance des soins assidus et du résultat obtenu, en faisant disparaître sans opération un kyste énorme de la région abdominale dont ma femme était atteinte depuis longtemps.

Depuis sa guérison, elle a complètement recouvré la santé ; aussi je ne manquerai jamais, chaque fois que l'occasion s'en présentera, de vous recommander aux personnes atteintes d'une maladie semblable. Vous pouvez, monsieur le Docteur, vous servir de la présente lettre comme d'une attestation de guérison.

Daignez agréer, monsieur le Docteur, mes sincères remerciements et l'assurance de ma parfaite considération.

CAYRON,
17, passage Landrieu, et 100, rue St-Dominique, Paris.

Tumeur fibreuse.

Monsieur le Docteur,

Je suis heureuse de pouvoir vous affirmer que je suis complètement guérie de la grosseur que j'avais au bras avec votre traitement et sans opération aucune.

Recevez mes salutations empressées.

Mme J. BOUDET.

Loupes sur la tête.

Je certifie que M. le docteur Rabejac m'a fait disparaître avec un plein succès cinq loupes que j'avais sur la tête ; la première, qui était très grosse, a été traitée sans opération et a demandé onze jours pour être extraite ; quand aux autres, au nombre de quatre, voulant en être débarrassé plus vite, elles ont dû subir une petite opération qui a duré en tout huit minutes (pansements compris). Aujourd'hui il n'y a même plus trace de cicatrice ; pendant le traitement et l'opération je n'ai presque pas souffert et il n'y a eu aucune complication.

E. ANGELIN,
4, rue de l'Echiquier, Paris.

Loupe sur la tête.

Monsieur le Docteur,

Depuis le 27 mars 1882, que j'ai eu l'honneur de vous connaître et que je vous ai consulté au sujet de mes loupes sur la tête, dont je souffrais beaucoup, je viens de nouveau vous confirmer ma guérison. Des quatre loupes que j'avais, une était grosse comme un œuf d'oie, les trois autres étaient comme des œufs de pigeon. Je déclare que je suis parfaitement guérie à tous ceux qui veulent m'entendre et je ne cesse de louer vos talents. Monsieur, je vous suis très reconnaissante et vous ai beaucoup de remerciements ; soyez assuré que, si j'ai des personnes de ma connaissance qui soient atteintes de cette maladie, je les enverrai chez vous avec la plus grande confiance.

Femme CULOT,
à Servon, près Brie-Comte-Robert (Seine-et-Marne).

Tumeur adénoïde du sein gauche.

C'est avec plaisir que je remercie M. le docteur Rabejac de m'avoir guérie parfaitement et en peu de temps d'une *tumeur adénoïde du sein gauche*, de la grosseur d'une noix et je certifie qu'il ne me reste aucune trace de cette maladie.

LOUISE DEHERME,
à Tessancourt, canton de Meulan (Seine-et-Oise).

Carcinome du sein droit.

Je soussignée, Rosalie Caron, femme Fagard, menuisier à Carlepont, certifie que M. le docteur Rabejac, rue Dupuytren, n° 7, à Paris, m'a guérie en très peu de temps d'un *carcinome du sein droit* que je portais depuis cinq ans, qui me faisait souffrir énormément, et depuis, je ne ressens aucune douleur et mon état normal revient malgré mon âge avancé (72 ans). Je le remercie beaucoup ; je lui aurai de la reconnaissance toute ma vie.

Femme FAGARD,
A Carlepont (Aisne).

Loupes sur la tête.

Je certifie que M. le docteur Rabejac m'a soigné et guéri deux loupes dont je souffrais, et je n'ai qu'à me louer de ses bons soins.

JEANNE GOLLIARD.
22, rue de Châteaudun, Paris.

Loupe sur la tête.

J'étais affligée depuis longtemps d'une loupe sur la tête qui me faisait beaucoup souffrir et qui grossissait tous les jours ; j'eus le bonheur de connaître le docteur Rabejac, qui m'en a débarrassée sans opération ; je lui en serai toujours reconnaissante.

Femme CAILLOT.
Boulevard Voltaire, 41 bis.

Carcinome du sein gauche.

Monsieur le Docteur,
J'ai l'honneur de vous informer que je suis parfaitement guérie du *carcinome* que je portais depuis six ans au sein gauche. — Maintenant je travaille comme avant d'être atteinte de ce mal.

Veuillez agréer l'assurance de mes remerciements bien sincères.

CLARISSE TENAILLON,
à Roye (Somme).

Kyste sur le front.

Monsieur le Docteur,
Je suis parfaitement guéri du kyste que j'avais sur le front. Recevez mes meilleurs remerciements pour votre procédé sans opération.

CHARLES EINFALT, tailleur,
rue Montmorency, 40, Paris.

Carcinome du bras.

Monsieur le Docteur,
Me trouvant affectée d'un carcinome de la région deltoïdienne du bras droit, je consultai divers médecins qui déclarèrent ne pouvoir

me guérir qu'à l'aide d'une opération chirurgicale. Ne pouvant m'y décider, j'eus recours à vous, monsieur le Docteur, et après trois mois de votre traitement, je fus entièrement guérie, cela sans opération, et depuis un an je ne me ressens plus de rien. J'atteste avec plaisir cet heureux résultat, et j'ai l'honneur d'être votre toute dévouée et reconnaissante

Mᵐᵉ LABLAIS,
rue François-Miron, 82, Paris.

Kyste du cuir chevelu.

Monsieur le Docteur,

J'ai l'honneur de vous annoncer que le kyste du cuir chevelu que vous m'avez soigné est parfaitement guéri, qu'il ne reste aucune trace de plaie et que depuis je n'ai jamais ressenti aucune douleur. C'est pourquoi, Monsieur, je vous autorise à la publication de cette lettre pour propager votre bonne recette contre les kystes.

Recevez, etc.

DUCHESNE, fabricant de fontaines,
à Savignies (près Beauvais) Oise.

Cancroïde de la lèvre inférieure.

Je certifie m'être rendu à Paris le 5 juillet 1882 chez M. le docteur Barbejac, spécialiste, 7, rue Dupuytren, pour un cancroïde de la lèvre inférieure. Je suis reparti chez moi le 12 du même mois, c'est-à-dire sept jours après, et j'affirme aujourd'hui que je suis radicalement guéri.

Blandain (Belgique), le 7 février 1883.

FORTUNÉ MILLET, négociant en grains.

Kyste sébacé de la paupière supérieure de l'œil droit.

Je soussigné déclare que mon fils était atteint d'un kyste sébacé de la paupière supérieure de l'œil droit, de la grosseur d'une noisette et qu'il a été parfaitement guéri par les soins du docteur Rabejac, spécialiste, 7, rue Dupuytren, Paris.

En foi de quoi je lui délivre la présente attestation, etc.

HEROUIN.
Cité Thuré, 4, Paris-Grenelle.

Polype nasal. (*Observation.*)

M. Ferdinand, Adolphe, ouvrier menuisier ou ébéniste, travaillant rue Saint-Antoine, 155, se présentait à ma consultation au mois de mai 1882 pour un polype occupant toute la fosse nasale gauche. Ce polype présentait le volume d'une noix environ et remplissait totalement l'orifice nasal. — Le malade avait beaucoup de peine à respirer. — Une déformation du nez même s'en était suivie. — Ma méthode désagrégative, employée avec ténacité pendant trois mois, a fait disparaître le polype, et le malade respire aujourd'hui comme s'il n'avait jamais rien eu.

Paris. — Imp. Ch. Schlaeber, 257, rue Saint-Honoré.

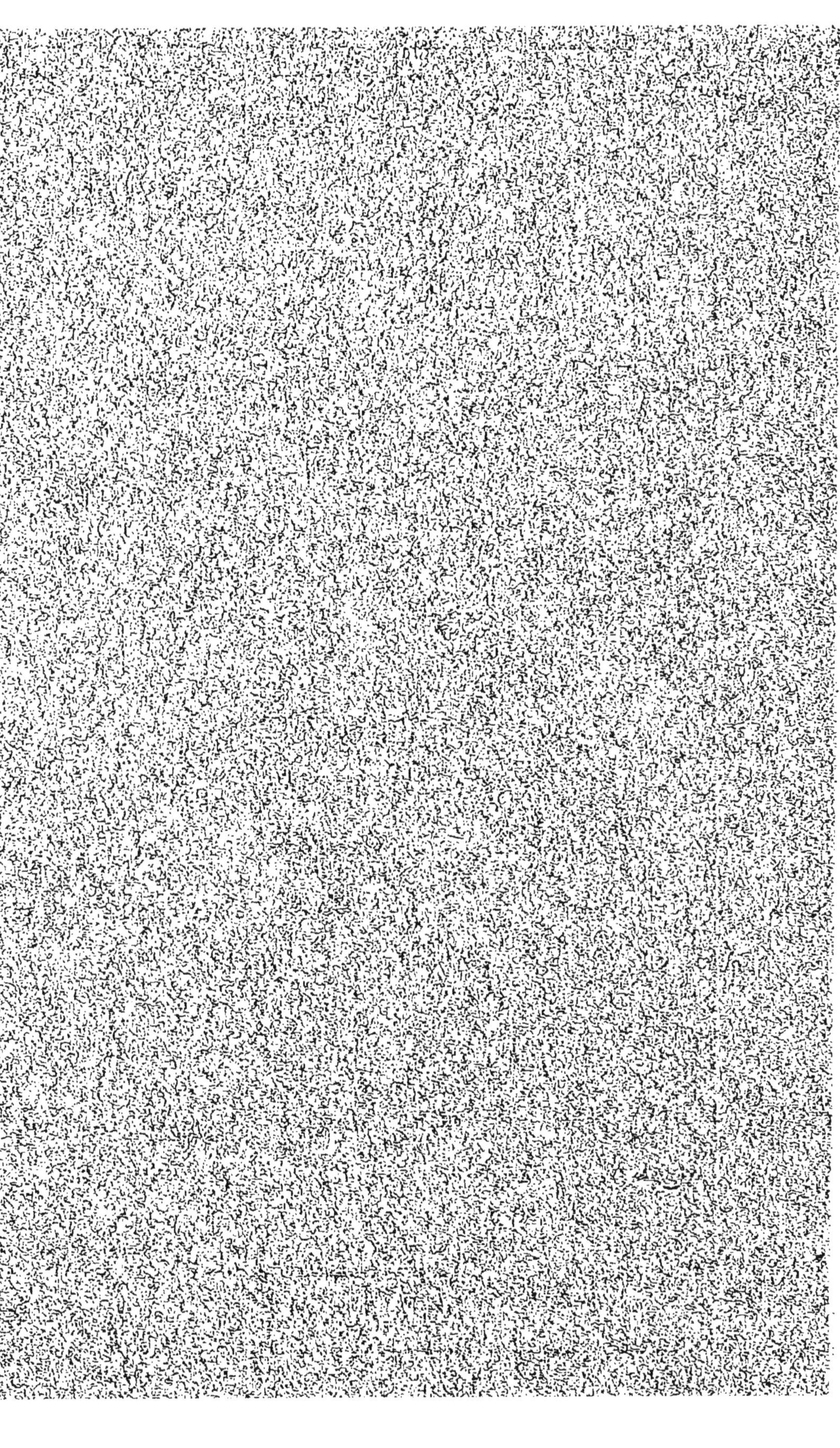

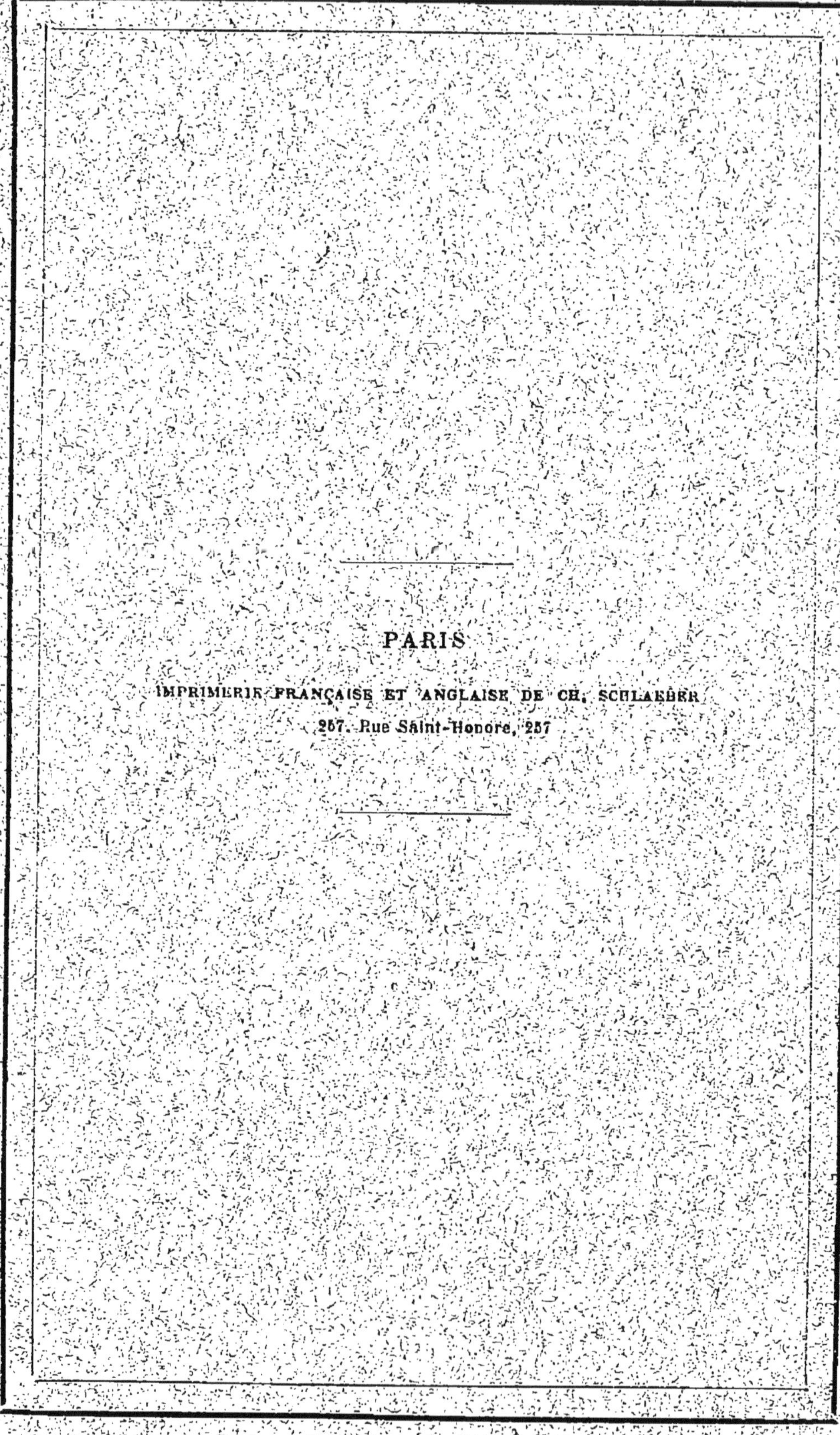

PARIS

IMPRIMERIE FRANÇAISE ET ANGLAISE DE CH. SCHLAEBER
257, Rue Saint-Honoré, 257

BIBLIOTHÈQUE NATIONALE DE FRANCE
3 7531 03513519 1

 www.ingramcontent.com/pod-product-compliance
Ingram Content Group UK Ltd.
Pitfield, Milton Keynes, MK11 3LW, UK
UKHW020909140726
13695UKWH00006B/2423